ÉTUDE SUR UNE ÉPIDÉMIE

DE

MÉNINGITE CÉRÉBRO-SPINALE

OBSERVÉE A L'HOPITAL MARITIME DE CHERBOURG

(14 janvier-14 mai 1882)

PAR

S. RAFFAELLI

Docteur en médecine

MÉDECIN DE LA MARINE

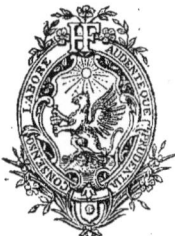

MONTPELLIER

IMPRIMERIE CENTRALE DU MIDI

(HAMELIN FRÈRES)

—

1883

ÉTUDE SUR UNE ÉPIDÉMIE

DE

MÉNINGITE CÉRÉBRO-SPINALE

OBSERVÉE A L'HOPITAL MARITIME DE CHERBOURG

(14 janvier-14 mai 1882)

PAR

S. RAFFAELLI

Docteur en médecine

MÉDECIN DE LA MARINE

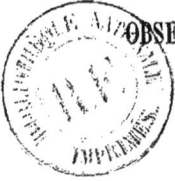

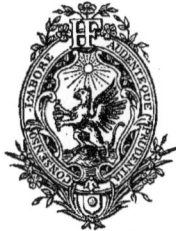

MONTPELLIER

IMPRIMERIE CENTRALE DU MIDI

(Hamelin Frères)

—

1883

A LA MÉMOIRE DE MON PÈRE

S. RAFFAELLI

INTRODUCTION

L'affection généralement connue en France sous le nom de *méningite cérébro-spinale* n'a été observée et reconnue comme entité morbide qu'à une époque relativement peu éloignée de nous. Mais, à partir de ce moment, elle a été signalée dans l'Europe entière et dans l'Amérique du Nord à des époques diverses. Elle méritait, certes, par sa gravité et ses allures, d'attirer l'attention de beaucoup d'observateurs ; aussi a-t-on beaucoup écrit sur ce sujet. Malgré cela, je me hasarde, dans le but d'augmenter le nombre des matériaux pouvant servir à éclairer les questions qu'il soulève ; je me hasarde, pour sujet de ma thèse, à présenter une étude de l'épidémie qui a sévi à Cherbourg du 14 janvier au 14 mai 1882, sur le seul régiment d'infanterie de marine.

Le bâtiment sur lequel j'étais embarqué n'ayant fait, dans ce port,

2

que deux séjours d'environ un mois chacun, je n'aurais pu rendre mon travail complet sans l'obligeance de mon ami le docteur Kieffer, qui m'a communiqué les observations qu'il avait recueillies dans le service dont il était chargé; aussi je tiens à l'en remercier ici. Je veux encore témoigner ma gratitude envers M. le Médecin en chef Bérenger-Féraud, pour la bienveillance avec laquelle il m'a donné des renseignements sur les malades de son service, en les faisant suivre de conseils qui m'ont été utiles.

ÉTUDE SUR UNE ÉPIDÉMIE

DE

MÉNINGITE CÉRÉBRO-SPINALE

Observée à l'Hôpital maritime de Cherbourg

(14 janvier-14 mai 1882)

Avant de commencer la description de l'épidémie de Cherbourg, jetons un coup d'œil rapide sur l'histoire et la marche des épidémies antérieures. La méningite cérébro-spinale étant connue depuis peu de temps, on s'explique facilement le désaccord qui règne sur sa nature et, par suite, les dénominations diverses qui lui ont été imposées. Ainsi, suivant qu'on était plus frappé par tel ou tel caractère saillant, on désignait la maladie d'une façon différente. Aux États-Unis, on lui donne le nom de *méningite épidémique* ; et, tandis qu'en Suède le peuple, au moins frappé par un symptôme, l'appelle *mal de dos, mal de nuque,* en Irlande, pour une raison analogue, les pétéchies confluentes lui ont valu le nom de *fièvre noire*. Les auteurs qui ont vu en elle une inflammation locale ont préféré le nom de *cérébro-spinite* (Chauffard); tandis que ceux qui en font une maladie typhique la désignent par le mot *typhus*, qu'ils font suivre d'un qualificatif.

C'est ainsi que la même affection s'appelle *typhus cérébral* pour les

Allemands, *typhus tétanico-apoplectique* pour les Italiens, et, pour plusieurs auteurs français, *typhus cérébro-spinal*. Quelle est la meilleure de ces appellations ? Je pense que, dans l'état de la question, le nom le plus simple et le meilleur est celui de *méningite cérébro-spinale*, qui indique purement et simplement les lésions habituelles de la maladie.

On a vainement cherché dans les auteurs anciens la description d'une affection qui ressemblât à celle qui nous occupe : ni le mal délirant qui frappa les Abdéritains au théâtre, ni la calenture (Sauvages), ni l'épidémie décrite par Fracastor comme ayant régné de 1505 a 1528, ne peuvent, d'après Colin, être identifiés à la méningite cérébro-spinale que nous étudions. Ce ne serait, toujours d'après le même auteur, qu'en 1837 que Lamothe et Lespes observèrent pour la première fois cette maladie dans les Landes et caractérisèrent cette entité morbide.

Les premiers cas se sont montrés parmi la population civile ; puis, peu de temps après, l'épidémie, commençant ses migrations, venait éclater dans la garnison de Bayonne. A partir de ce moment et de ce point, on lui voit suivre une marche envahissante (avec des périodes de rémission), qui est probablement trop régulière. En effet, la méningite cérébro-spinale visite tour à tour nos grands centres, en se dirigeant du sud au nord, par l'est et l'ouest de la France, dont elle respecte le plateau central. Elle aurait ainsi suivi les grandes voies de communication du pays, surtout à la suite des régiments qui l'ont emportée, d'autre part, en Algérie vers la même époque.

Dans l'histoire de ces épidémies, on distingue trois périodes : pendant la première, la période française, qui s'étend de 1837 à 1851, le mal reste confiné chez nous ; dans la seconde, de 1854 à 1866, il gagne l'Allemagne et la Suède ; enfin dans la troisième, de 1866, jusqu'à aujourd'hui, tandis qu'il devient plus rare en France, il atteint la Russie, où l'on avait déjà proclamé l'immunité de la race slave ; il s'établit dans la Grande-Bretagne, où il paraît devenir endémique à Birmingham et à Dublin, et fait son apparition en Grèce (1868) et à Jérusalem (1872). En même temps on observe de fréquentes épidémies dans l'Amérique du Nord, à New-York, à Boston, au Canada (1872), sans que l'on puisse les rattacher à une importation européenne. La méningite cérébro-spinale aurait donc une origine récente et serait née dans notre région tempérée. Pourtant, d'après Jaccoud, on pourrait la reconnaître dans une épidémie qui sévit aux Etats-Unis en 1805 et 1806, et même dans celle de Genève, décrite par Vieusseux en 1805.

Dès lors, que reste-t-il de la régularité si intéressante de la marche des épidémies de méningite ? Celle-ci n'est-elle pas plutôt une maladie née bien longtemps avant qu'on ait appris à la connaître ? Jusqu'à quel point faut-il croire à ces épidémies qui ne comptent que deux cas, comme celle de Cherbourg en 1841 ? Deux malades dans une ville sont-ils suffisants pour caractériser une épidémie, quand la maladie n'a pour la différencier d'autres affections du même organe que son caractère épidémique ? — Nous sommes donc porté à croire qu'il est inutile de rechercher dans le passé la trace d'une maladie qui ne nous fournit que des données pareilles.

La distribution géopraphique de la méningite cérébro-spinale nous conduira au même résultat négatif, si nous voulons apprécier quelles sont les conditions climatériques les plus favorables à sa propagation. En longitude, elle s'étend de New-York à Jérusalem. L'altitude influence peu sa marche, puisque nous la voyons à Grenoble et sur les bords de la mer. La nature du sol n'a pas plus d'action, car elle sévit à Gibraltar comme à Rochefort; et le climat paraît également ne pas être d'une importance primordiale dans son développement, puisque nous la retrouvons à la fois à Athènes et à St-Pétersbourg.—On n'a pourtant pas signalé sa présence dans les régions tropicales. Mais cette immunité des pays chauds est-elle bien réelle ? Ou bien, comme la fièvre typoïde, la méningite épidémique n'est-elle pas simplement plus rare dans cette zone torride, et dès lors facilement confondue, soit avec des méningites par insolation, soit avec des coups de chaleur, soit encore avec des accès pernicieux à forme cérébro-spinale ?

Si les influences que nous venons de passer en revue ne nous ont fourni aucun résultat positif sur l'étiologie de la méningite épidémique, il n'en est pas de même de celle de la saison, que nous trouvons au contraire bien marquée. On peut dire que toujours c'est en hiver que l'épidémie fait son apparition, et quo, si elle cesse en été, c'est souvent pour se réveiller à la saison froide. On a bien moins remarqué l'influence de l'encombrement produit par le nombre ; on peut même dire qu'elle est nulle sur la formation du foyer ; mais il n'en est pas de même pour l'extension de l'épidémie, le premier germe ayant été une fois importé. Et, si l'hiver est la saison favorite de la méningite épidémique sous toutes les latitudes, cela ne tiendrait-il pas à l'encombrement produit dans la saison froide par une vie plus casanière ?

Les deux sexes n'ont aucune prédisposition plus marquée l'un que l'autre à contracter la méningite : tantôt ils lui payent également leur tribut, tantôt l'un des deux est plus éprouvé.

Les constitutions fortes ont été plus frappées que les constitutions faibles, les enfants plus que les adultes, et ceux-ci plus que les vieillards. Souvent la classe pauvre a été plus fortement atteinte ; mais, en Suède, c'est la classe aisée, au contraire, qui a le plus souffert. Les professions n'ont paru exercer aucune influence ; et si, en France, sur 58 épidémies (Colin), y compris la nôtre, 11 ont été mixtes, 7 n'ont atteint que les civils et 40 que les militaires, nous voyons en revanche en Suède, aux États-Unis et en Angleterre, la population civile être plus souvent éprouvée. Faudrait-il incriminer notre système de casernement ? — Parmi les soldats, les recrues ont été plus frappées que les vétérans, du moins en général, car on a vu à Saint-Pétersbourg les soldats de plus de trente ans être seuls atteints, et à Cherbourg, la différence entre les jeunes et les anciens être peu marquée.

Quelle part faut-il accorder, dans le développement ou la propagation de l'épidémie, aux marches et aux fatigues ? Elles ne nous ont paru devoir constituer qu'un facteur secondaire.

La morbidité a présenté des variations considérables : tantôt on n'a vu que quelques cas dans une ville, tantôt le cinquième de la population a été atteint, et même cette proportion a été dépassée au bagne de Rochefort (Lefèvre), où l'on a vu 222 cas sur 1,000 habitants.

Quant à la mortalité, elle a toujours été très-forte. Casimir Broussais, sur une moyenne de 14 épidémies, la met à plus de 56 %, et Laveran à 61 %.

Ajoutons, pour compléter le tableau de la marche générale des épidémies de méningite cérébro spinale, qu'un grand nombre de fois on a noté l'existence concomitante d'épizooties semblables sur les animaux domestiques, ou encore de fièvres éruptives, de typhus pétéchial, de fièvres typhoïdes et de diathèses purulentes.

A Cherbourg, on n'avait vu, que je sache, qu'une épidémie de méningite cérébro-spinale en 1841, et encore elle ne comprenait que deux cas (!), deux décès, quand, au mois de janvier 1882, M. le Médecin en chef Bérenger-Féraud signala son apparition à l'hôpital de la Marine. La constitution médicale du lieu n'était point bonne en ce moment : il existait des fièvres éruptives ; les maladies saisonnières avaient un caractère plus dangereux que d'habitude, et les plaies étaient difficilement guéries. Pour ce qui concerne la fièvre typhoïde, au contraire, on observait une diminution dans le nombre des atteintes comme dans celui des décès. Cela pourrait-il faire considérer la méningite comme une forme du typhus abdominal ? Nous ne le pensons pas. Nous croyons plutôt que, les deux maladies en présence étant d'une nature analogue et s'attaquant au même élément, celle qui était d'origine récente a dû trouver plus de sujets présentant la réceptivité morbide nécessaire à son développement. Quoi qu'il en soit, c'est dans ces circonstances, au milieu de conditions climatériques n'offrant rien de remarquable, que l'on vit se succéder les entrées à l'Hôpital maritime pour méningite épidémique, de la façon suivante :

Janvier...... 3 cas.
Février...... 5
Mars........ 9
Avril........ 6
Mai........ 1

On voit par ces nombres que l'épidémie a suivi une progression croissante, puis décroissante avec un summum au milieu de son évolution. La gravité des cas ne donne pas lieu à la même remarque, car les décès ont été distribués ainsi :

Janvier...... 3
Février...... 2
Mars........ 5
Avril........ 3
Mai......... 1

La léthalité a diminué progressivement à partir du début.

Les sujets atteints étaient tous des hommes ayant moins de trente ans : les uns comptaient à peine quelques mois de service ; mais d'autres, en aussi grand nombre, vivaient de la vie de caserne depuis trois, quatre et cinq ans ; de telle sorte que nous ne pouvons pas remarquer la prédilection de la maladie pour les recrues ; il y en avait cependant beaucoup à cette époque. — J'ai dit que tous nos malades étaient des militaires ; il y a eu pourtant une exception : elle a été présentée par un jeune apprenti de l'arsenal, âgé de seize ans. Comment expliquer ce fait, si l'on songe qu'en ville nous avons vainement recherché un cas authentique de méningite cérébro-spinale ? Et ce n'est pas seulement la population civile qui a été indemne : nous n'avons pas trouvé un seul malade parmi les troupes des autres armes, qui, pourtant, vivent côte à côte avec le régiment infecté, et chez lesquelles un seul cas n'aurait pu nous échapper, puisqu'elles viennent demander des soins au même hôpital.

Nous nous trouvons donc en présence d'une épidémie nouvelle pour Cherbourg, parfaitement localisée, et sur la nature de laquelle le doute n'est pas possible : c'est bien la méningite cérébro-spinale. Je ne veux pas, comme preuve, donner toutes les observations en entier ; mais j'en choisis quelques-unes caractérisant les formes qui ont été observées dans notre épidémie, puis je reviendrai sur sa description générale.

Jaccoud reconnaît au typhus cérébro-spinal quatre formes : foudroyante, commune, abortive et latente. Nous n'avons pas observé les formes foudroyante et abortive. Cette dernière serait-elle passée inaperçue ? L'aurions-nous confondue avec une fièvre typhoïde ? Il aurait fallu pour cela qu'elle ne s'accompagnât pas de cette rachialgie que toujours nous avons rencontrée d'une façon si caractéristique.

Quant à la forme foudroyante, qui tue avant d'avoir laissé aux lésions méningées le temps de se produire, nous ne l'avons pas vue non plus. Dans le cas le plus rapide, la mort est venue après six heures ; mais déjà il y avait du pus autour de l'encéphale, et nous avions donc affaire à une forme latente. Les lésions des méninges ne pouvaient, en effet, être attribuées à une phlegmasie locale idiopathique ou symptomatique; et, d'autre part, nous apprenions, par les commémoratifs fournis par des camarades du sujet, que, depuis une dizaine de jours, il se plaignait de céphalalgie et de malaise général, assez faibles pourtant, puisqu'il ne s'était même pas présenté à la visite de son médecin.

A l'exception de cette observation de méningite à forme latente, tous les autres cas appartiennent à la forme commune, et nous en trouvons à marche rapide et à marche lente, dans la proportion de cinq des premiers pour un des seconds. Je dois ajouter, pour préciser, que je comprends dans la forme à marche rapide, non-seulement les cas malheureux terminés par la mort après huit à dix jours de maladie, mais encore les cas de guérison qui n'ont pas exigé plus d'une trentaine de journées d'hôpital, y compris la première période de la convalescence. D'ailleurs, toutes les fois que l'affection a pris la marche lente, la terminaison a été fatale.

Observation Iʳᵉ

Munch, soldat, âgé de vingt-six ans. Quatre ans de service. Constitution forte, tempérament sanguin.

Entre à l'hôpital le 13 avril 1882. Se dit malade depuis deux jours.

On constate l'état suivant : falcies vultueux, contracture des muscles spinaux. L'intelligence est conservée, mais il y a de la lenteur dans les réponses.

Céphalalgie généralisée, avec douleurs vives le long du rachis, augmentant par la pression.

L'abdomen est souple, la langue pâteuse; pas de diarrhée, vomissements bilieux,

T. : soir, 41°. — P. : soir, 88.

Prescription : Bouillon. Saignée de 400 gr. 20 sangsues aux apophyses mastoïdes. Application de glace à la tête. Calomel, 0,20, à doses fractionnées.

14 avril. — Même état général ; pas de sommeil, quelques vomissements, pas de selles.

T. : matin, 40°7 ; soir, 40°5. — P. : matin, 80; soir, 82.

Prescription : Bouillon. Lavement purgatif. Calomel et glace *ut suprà.* Extrait d'opium, 0,10.

Le 15. — L'apathie est plus prononcée; les douleurs et la contracture persistent, mais sont moins fortes ; le ventre reste souple. Deux selles sous l'influence d'un lavement.

Signes de congestion pulmonaire : respiration difficile, quelques râles muqueux.

T. : matin, 39° ; soir, 39°8. — P. : matin, 78 ; soir, 78.

Prescription : Bouillon, jus de viande. Ventouses sur le thorax. Calomel et glace.

Le 16. — L'intelligence se trouble. Opisthotonos. La congestion pulmonaire augmente. Pouls fréquent et faible.

T.: matin, 39°2; soir, 39°5. — P.: matin, 120; soir, 120.

Même prescription.

Le 17. — Le malade est dans le coma, la respiration est pénible; on voit commencer l'asphyxie. Relâchement du sphincter. A partir de ce moment jusqu'au 22, jour de la mort, le malade ne se réveille plus. — Neuf jours de maladie.

T.: matin, 40°; soir, 39°9. — P.: matin, 126; soir, 128.

Le 18. — T.: matin, 39°2; soir, 39°7.—P.: matin, 126; soir, 120.

Le 19. — T.: matin, 39°4; soir, 40°8.—P.: matin, 126; soir, 160.

Le 20. — T.: matin, 38°5; soir, 39°8.—P.: matin, 120; soir, 100.

Le 21. — T.: matin, 40°; soir, 40°5.— P.: matin, 134; soir, 136.

Le 22. — T.: matin, 41°5. — P.: matin, 166.

Autopsie.— L'embonpoint persiste. Il existe une eschare au sacrum. Les poumons sont fortement congestionnés sur toute leur étendue; il existe même au centre des noyaux de splénisation. Le cœur n'offre rien de particulier. L'intestin grêle offre une injection légère, surtout à son extrémité intérieure.

Le foie et la rate sont légèrement *ratatinés.*

L'ouverture de la boîte crânienne montre les sinus gorgés d'un sang noir, poisseux. Il existe du jus par plaques, et notamment dans l'espace sous-arachnoïdien antérieur. Les ventricules contiennent environ 100 gr. d'un liquide louche. La substance cérébrale est manifestement ramollie à la surface.

La moelle paraît intacte dans la partie supérieure; seulement, aux lombes, elle est ramollie et baigne dans le pus sur une hauteur de 6 à 8 centimètres.

Pas de lésions de l'oreille ni de l'œil. Pas de pus dans les articulations.

Observation II

Payen, soldat, âgé de dix-huit ans. Trois mois de service. Il est chétif, maigre. Tempérament lymphatique.

Il se disait malade depuis trois jours, quand il a fait son entrée à
l'hôpital le 1ᵉʳ mars.

Le 1ᵉʳ mars. — Inappétence. Céphalalgie. Un peu de toux sèche. Les
poumons paraissent sains. Pas de diarrhée. Température normale.

Prescription : Eau de Sedlitz ; vin de quinquina et de gentiane.
Bouillon.

Le 2. — Même état. Pourtant le malade mange le quart.

A partir du 2 mars, le sujet reste dans un état stationnaire ; il se
lève, mais il a toujours, le soir, une légère élévation de température:
38°.

Il mange le quart et prend du vin de quinquina et de gentiane.

Le 20, Payen est pris de céphalalgie et de rachialgie violentes. Les
pupilles sont contractées, il a du délire. Le thermomètre monte à 39°8.

On applique des ventouses scarifiées le long du rachis, un vésicatoire
sur la tête, et on administre 0,10 d'extrait d'opium.

Jusqu'au 27, cette période d'excitation continue, mais elle est rem-
placée alors par du coma. La respiration s'embarrasse ; le pouls devient
filiforme ; l'intelligence est éteinte.

Le 20. — T. : matin, 39° ; soir, 39°8.

Le 21. — T. : matin, 38° ; soir, 38°6.

Le 22. — T. : matin, 37° ; soir, 37°2.

Le 23. — T. : matin, 38° ; soir, 37°2.

Le 24. — T. : matin, 37° ; soir, 38°6.

Le 25. — T. : matin, 36°8 ; soir, 39°5.

Le 26. — T. : matin, 37°8 ; soir, 39°5.

Le 27. — T. : matin, 37°4 ; soir, 39°.

Le 28. — T. : matin, 37°4 ; soir, 37°6.

Le 29. — T. : matin, 37°8 ; soir, 38°.

Le 30. — T. : matin, 38°2 ; soir, 38°4.

Le 31. — T. : matin, 37° ; soir, 38°.

Le 1er avril, le malade comprend les questions qu'on lui adresse ; il y répond même convenablement. Mais il y a de l'hyperesthésie cutanée en même temps que de la parésie des membres inférieurs. Selles involontaires.

Le 1er. — T. : matin, 37° ; soir, 38°.

Le 2. — T. : matin, 38° ; soir, 38°.

Le 3. — T. : matin, 38° ; soir, 38°5.

Le 4. — T. : matin, 38° ; soir, 38°2.

Le 5. — T. : matin, 38° ; soir, 39°2.

Le 6. — T. : matin, 37°4 ; soir, 39°4.

Le 7. — T. : matin, 38°5 ; soir, 38°2.

Le 8. — T. : matin. 37°5 ; soir, 38°4.

Le 9. — T. : matin, 37°6 ; soir, 38°.

Le 10, il y a de l'abattement. On constate une pleurésie à gauche et des rougeurs subites et fugaces à la face.

Le 10. — T. : matin, 37°8 ; soir, 38°.

Le 11. — T. : matin, 37°8 ; soir, 38°.

Le 12. — T. ; matin, 37°8 ; soir, 38°.

Le 13. — T. : matin, 37°6 ; soir, 38°2.

Le 14. — T. : matin, 37°6 ; soir, 37°8.

Le 15. — T. : matin, 37°8 ; soir, 38°4.

Le 16. — T. : matin, 38°4 ; soir, 38°5.

Le 17. — T. : matin, 37°6 ; soir, 38,.

Le 18. — T. : matin, 37°7 ; soir, 38°.

Le 19. — Érysipèle de la face durant cinq jours. Puis, à partir de ce moment, pendant un grand mois, pendant que persiste la paresse musculaire et intellectuelle, on voit le sujet dépérir de plus en plus, et mourir dans le marasme le 31 mai, après 92 jours de maladie.

Le 19. — T. : matin, 37°8 ; soir, 40°.

Le 20. — T. : matin, 37°5 ; soir, 39°.

Le 21. — T. : matin, 37°5 ; soir, 39°.

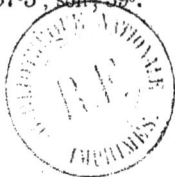

Le 22. — T.: matin, 38° ; soir, 40°.

Le 23. — T.: matin, 38°5 ; soir, 39°8.

Le 24. — T.: matin, 38°8 ; soir, 38°8.

Le 25. — T.: matin, 38°4; soir, 39°4.

Le 26. — T.: matin, 38°4, soir, 38°2.

Le 27. — T.: matin, 38° ; soir, 39°4.

Le 28. — T.: matin, 37°5 ; soir, 39°.

Le 29. — T.: matin, 38°5; soir, 38°5.

Le 30. — T.: matin, 38°2 ; soir, 40°.

Le 1er mai. — T.: matin, 38°6; soir, 38°.

Le 2. — T.: matin, 36°5; soir, 38°.

Le 3. — T.: matin, 38°; soir, 37°4.

Le 4. — T.: matin, 37°5 ; soir, 38°6.

Le 5. — T.: matin, 37°5.

Cette température, oscillante et inégale, se continue ainsi jusqu'à la mort.

Autopsie. — Maigreur extrême. Eschare au sacrum. Quatre à cinq taches de purpura à chaque mollet. Le poumon droit est légèrement engoué à la base. Le poumon gauche présente des adhérences par fausses membranes au thorax et au diaphragme, avec une vaste poche phlegmoneuse. Ni dans l'un ni dans l'autre organe, aucune trace de granulations tuberculeuses.

L'intestin est légèrement congestionné. La rate offre une diminution de volume.

La boîte crânienne ouverte montre la dure-mère intacte ; pas d'arborisation. Le cerveau est tendu, ramolli et imbibé de sérosité. Les veines des sillons sont injectées.

Il y a des filets de pus le long de la scissure de Sylvius et jusqu'à la glande pinéale. 150 grammes de liquide séreux s'écoulent quand on perfore l'espace quadrilatère. Les ventricules sont considérablement développés aux dépens de la substance cérébrale. Pas de granulations tuberculeuses.

La moelle n'offre rien d'anormal à l'inspection dans sa partie supérieure, mais à la partie inférieure elle est fortement ramollie.

Cette observation est intéressante, parce qu'elle nous montre ou une marche insidieuse de la maladie à ses débuts, ou un cas de congestion à l'hôpital, et parce qu'elle nous permet de constater la tendance aux phlegmasies des séreuses et des lymphatiques.

Observation III

Prevost, soldat, vingt et un ans. Quatre mois de service. Constitution forte. Se dit malade depuis deux jours.

10 avril. — Il tombe dans les rangs, est immédiatement porté à l'hôpital. Facies vultueux, délire violent. La pression du rachis fait pousser des cris. La pupille est contractée. T., 39°6; P., 90.

Prescription : On applique trente sangsues aux apophyses mastoïdes. Glace en permanence sur la tête. Lavement purgatif.

Le 11. — La nuit a été très-agitée, pas de sommeil ; mais le calme est revenu le matin et l'intelligence est nette. Céphalalgie et rachialgie persistantes. Ventre souple.

T.: matin, 37°5 ; soir, 39°5. — P.: matin, 80 ; soir, 90.

Prescription : Glace. Bouillon. Calomel à doses fractionnées. Extrait d'opium, 0,10.

Le 12. — Persistance des phénomènes, mais avec amélioration. — Photophobie, constipation.

T. : matin, 37°3 ; soir, 38°3. — P. : matin, 80 ; soir, 88.

Prescription : Glace. Lavement purgatif. Calomel *ut suprá.*

Le 13. — La nuit a été plus agitée. Les douleurs de la tête et du rachis plus fortes. Photophobie et bourdonnements d'oreille. Intelligence conservée.

T. : matin, 40°1 ; soir, 39°6. — P. : matin, 80 ; soir, 78.

Prescription : Glace. Calomel. Opium. Lavement phéniqué à 20 gouttes

Le 14. — Mieux sensible. Toujours de la céphalalgie et des troubles du côté de la vue et de l'ouïe.

T. : matin, 40°1 ; soir, 39°1. — P. : matin, 92; soir, 80.

Le 15. — Même état.

T. : matin, 39°8; soir, 39°2. — P. : matin, 90; soir, 82.

Le 16. — Du mieux.

T. : matin, 38°4; soir, 38°4. — P. : matin, 74 ; soir, 74.

A partir du 17, le malade entre en convalescence. Il conserve encore par moment des bourdonnements d'oreille ; mais la température devient normale à 36°9, et le malade est envoyé en congé après vingt-deux jours d'hôpital. La maladie avait duré huit jours.

Observation IV

Sandias, soldat, vingt-cinq ans. Quatre ans de service. Constitution forte.

Entre à l'hôpital le 28 avril. Se dit malade depuis la veille.

Le 28. — Il est abattu. Céphalalgie et rachialgie. Hyperesthésie cutanée. Douleurs le long des nerfs du bras. Langue saburrale. Ventre souple; pas de diarrhée.

T. : matin, 40°; soir, 40°. — P. : matin, 80 ; soir, 80.

Prescription : Bouillon. Trente sangsues aux apophyses mastoïdes. Calomel. Eau de Sedlitz.

Le 29. — Mêmes douleurs. De l'agitation. Réponses brèves, hésitantes. Décubitus en chien de fusil, le tronc courbé en avant, les cuisses fléchies sur l'abdomen. Deux selles.

T. : matin, 38° ; soir, 37°6. — P. : matin, 94 ; soir, 80.

Prescription : 20 sangsues. Ventouses scarifiées aux lombes. Calomel et glace. Bouillon.

Le 30. — Même état. Contracture des muscles du cou. Dysphagie prononcée.

T. : matin, 38°; soir, 37°6. — P. : matin, 94 ; soir, 80.

Prescription : Bouillon, jus de viande. Glace et calomel. Une injection hypodermique de chlorhydrate de morphine (0,01) fait disparaître la dysphagie.

Le 1er mai. — L'agitation a fait place au coma. Relâchement du sphincter anal.

T.: matin, 37°5; soir, 37°5. — P.: matin, 80 ; soir, 82.

Le 2. — Opisthotonos. Herpès *labialis*.

Prescription : 12 sangsues. Glace sur la tête. Bain à 25°.

T.: matin, 38°6; soir, 39°. — P.: matin, 102 ; soir, 100.

Le 3. — Délire. Augmentation des contractures. Hyperesthésie cutanée très-forte. Le malade ne répond plus aux questions qu'on lui fait.

T.: matin, 37°5 ; soir, 39°. — P.: matin, 120 ; soir, 120.

Le 4. — Même état. Selles dysentériques involontaires. Langue noire, sèche. Soubresauts des tendons.

T.: matin, 37°6; soir, 37°5. P. — P.: matin, 100; soir, 100.

Prescription : Bouillon. Glace. Ipéca à la brésilienne.

Le 5. — Plus de calme.

T.: matin, 38°6; soir, 37°6. — P.: matin, 140 ; soir, 130.

Jusqu'au 18 mai, les symptômes vont en s'amendant ; la céphalalgie est moins opiniâtre et disparaît par moments. L'intelligence revient, ainsi que la tonicité du sphincter. Le malade conserve son décubitus en chien de fusil sur un côté. L'hyperesthésie persiste.

On donne alors du bouillon avec du jus de viande et du vin de quinquina.

Le 6. — T.: matin, 36° 9; soir, 37°. — P.: matin, 110; soir, 106.

Le 7. — T.: matin, 37°2 ; soir, 37°5. — P.: matin, 100; soir, 80.

Le 8. — T.: matin, 37°2; soir, 38°2. — P.: matin, 100 ; soir, 110.

Le 9. — T.: matin, 38°5; soir, 38°5. — P.: matin, 100; soir, 100.

Le 10. — T.: matin, 37°; soir, 37°. — P.: matin, 90; soir, 94.

Le 11. — T.: matin, 38°8; soir, 37°2. — P.: matin, 120 ; soir, 110.

Le 12. — T.: matin, 37°2; soir, 38°. — P.: matin, 100; soir, 110.

Le 13. — T.: matin, 37°2; soir, 38°. — P.: matin, 90; soir, 84.

Le 14. — T.: matin, 37°9; soir, 37°5. — P.: matin, 82; soir, 82.

Le 15. — T.: matin, 36°5; soir, 36°5. — P.: matin, 80; soir, 80.

Le 16. — T.: matin, 36°6; soir, 36°6. — P.: matin, 76; soir, 76.

Le 17. — T.: matin, 36°2; soir, 38°. — P.: matin, 70; soir, 70.

Le 18 survient une crise pendant laquelle une céphalalgie atroce fait pousser des cris au malade et le met dans une grande agitation. Elle dure vingt minutes environ ; puis elle cesse, pour reparaître quelques heures après. Jusqu'au 21 mai, quatre à cinq fois par jour, le malade est tourmenté par les mêmes douleurs pendant un quart d'heure ou une demi-heure.

La température s'élève de nouveau, le soir, pendant deux jours.

Le 18. — T.: matin, 36°8; soir, 39°.

Le 19. — T.: matin, 36°8; soir, 38°5.

Le 20. — T.: matin, 36°2; soir, 36°4. — Pouls normal.

Le 21. — T.: matin, 36°2; soir, 36°5.

Le 22. — T.: matin, 36°5; soir, 36°.

La température continue à osciller pendant huit jours entre 36, et 37°. Elle est à ce chiffre au moment de l'exeat du malade.

Dans l'intervalle des crises, le malade reste anéanti, morose. Contre ces accidents on emploie les affusions froides et des injections de chlorhydrate de morphine. Après chaque injection, le mieux apparaît rapidement, et il est si sensible, que le malade demande lui-même le médicament dès qu'il ressent les premières douleurs.

Le 21, les crises cessent et le malade entre en convalescence. Il sort guéri de l'hôpital le 29 mai.

Les autres observations que je pourrais donner ressemblent à l'un des types rapide ou lent dont je viens de faire la description à grands traits. Dans tous les cas, la période d'incubation, à en juger par le malaise précurseur de l'état morbide confirmé, n'a pas été de plus de trois jours. Mais il ne faut pas se dissimuler combien est vague cette détermination, en l'absence de cas de contagion dont on puisse préciser l'origine dans le temps. De plus, si l'on considère le cas où la maladie a évolué, pour ainsi dire, jusqu'à l'heure de la mort, sans se manifester par d'autres symptômes qu'un léger malaise accompagné de céphalalgie, on voit qu'il est impossible de préciser la durée d'une incubation dont la fin même n'a pas de limite fixe. Nous nous trouvons en présence d'une équation à deux inconnues.

Quoi qu'il en soit, quand le mal se déclarait, il le faisait avec fracas. Tout à coup survenait une céphalalgie intense, le plus souvent frontale, accompagnée de raideur à la nuque et de rachialgie. Quelquefois l'ictus morbide était plus brusque encore, au point d'anéantir toutes les forces agissantes de l'individu et d'amener sa chute, comme dans une attaque d'apoplexie. Le facies était vultueux, la respiration était bruyante et rapide, sauf le cas d'apoplexie. En même temps survenait cette raideur de la nuque, le premier degré de l'opisthotonos qui a toujours été observé.

Dans le seul cas à forme latente, suivi de mort après six heures, à la période d'excitation a succédé bientôt, sans que le malade reprît connaissance, une période de coma avec gêne de la respiration et asphyxie progressive.

Quand l'intelligence était conservée, le malade rendait bien compte de la douleur que la pression faisait toujours éprouver le long du rachis, et, même quand on avait affaire à un sujet dans le coma, cette manœuvre amenait des mouvements qui indiquaient combien elle était douloureuse. Les points les plus sensibles étaient les régions lombaire et cervicale; même par le seul fait de changer de position, on voyait se développer une vive rachialgie.

L'hyperesthésie cutanée a existé sur la moitié des cas environ, et six fois les gros troncs nerveux ont présenté une sensibilité extrême, sans que l'autopsie ait permis d'y relever la moindre altération. C'est que l'origine médullaire de leurs fibres était seule atteinte par le processus inflammatoire. Ces divers troubles de la sensibilité se sont présentés chez quelques-uns de nos malades, les hydrencéphaliques, sous forme de crises intermittentes et irrégulières, pendant lesquelles la douleur était atroce. Après une durée de 15 à 30 minutes, tout rentrait dans l'ordre.

La rigidité de la nuque s'est toujours montrée plus ou moins forte : quatre fois nous avons constaté du trismus, et chez quelques sujets, outre ces contractions toniques, il y a eu des convulsions. On s'explique bien ces manifestations des centres nerveux en souffrance, à la première période de la maladie, de même que la paraplégie avec anesthésie, observée trois fois dans une période plus avancée, s'explique par la compression produite sur ces mêmes centres, par une exsudation abondante de liquide céphalo-rachidien. Les muscles de l'œil ont été rarement intéressés; néanmoins, dans trois cas, il y a eu du strabisme, et dans deux du nystagmus.

Le délire a été constant, surtout à la période du début : son intensité était variable, ainsi que sa durée, sans que sa valeur pour le pronostic nous ait paru bien importante. En effet, le sujet qui forme notre neuvième observation a guéri après dix jours de maladie, et c'est chez lui que le délire a été le plus fort et le plus prolongé : pendant quatre jours, on a eu besoin de le maintenir par la camisole de force.

Les organes de la digestion ne donnent pas lieu à des considérations importantes, si ce n'est au point de vue du diagnostic différentiel de la méningite avec la fièvre typhoïde. Au début, les vomissements ont rarement fait défaut ; ils accompagnaient la céphalalgie. La langue était généralement saburrale ; mais il n'y avait pas de diarrhée, pas de douleur dans la fosse iliaque droite, et quelquefois seulement, à la fin des cas graves, nous avons vu du météorisme abdominal et la langue couverte de fuliginosités. A la dernière période, toutes les maladies infectieuses présentent un grand nombre de caractères communs.

Les organes thoraciques restaient normaux, au début du moins; car, plus l'affection se prolongeait, plus fréquents et plus étendus étaient l'engouement et même la splénisation des poumons. Ici encore nous n'avons à constater qu'une lésion commune à tous les états graves. Le rhythme de la respiration augmentait avec la température.

Celle-ci a, dans tous les cas, affecté une marche irrégulière, bien différente de celle qu'elle présente dans la fièvre typhoïde, avec une brusque élévation au début, comme dans la scarlatine et la fièvre jaune. Dès le premier jour, elle montait à 40 et 41 degrés, puis elle se maintenait à 38° et 39° dans la période d'excitation, pour descendre souvent brusquement à 37 degrés. Mais, sans cause appréciable, on pouvait tout à

coup la voir remonter pour deux ou trois jours à 39° et à 40°. Ces exa-
cerbations devaient être sous l'influence d'une nouvelle poussée inflammatoire. Les crises hydrencéphaliques, même vives, n'influençaient pas
la température.

En somme, la caractéristique de la température, dans la méningite
cérébro-spinale, est son élévation brusque du début et ses oscillations
considérables dans la suite, si la guérison n'est pas très-rapide, car
dans ce cas il y a une chute définitive.

Le pouls n'a eu que peu de relations avec les données thermométri-
ques : 40° s'accompagnaient tantôt de 120 pulsations, tantôt de 80 seulement, tandis que avec 37°, nous avons observé 110 pulsations. Néanmoins, généralement, quand le pouls battait 120 à 130 pulsations à la
minute, le pronostic devenait grave. Il était bon cependant de prendre
en considération les autres qualités du battement artériel : c'est surtout sa petitesse, jointe à sa fréquence, qui était d'un mauvais présage.
Remarquons que Sandias a eu 130 pulsations avec 37°6, alors que dans
des formes rapides et mortelles, pendant deux et trois jours, nous n'ob-
servions pas plus de 75 à 83 pulsations.

La peau a été le siége d'éruptions diverses plus ou moins fréquentes,
et dont nous ne pouvons tirer aucun enseignement. Deux fois il y a eu
des taches rosées lenticulaires sur l'abdomen, une fois un érythème
scarlatiforme envahissant le dos et la poitrine, deux fois de l'érysipèle.

Nous avons aussi observé du purpura deux fois, et, lorsqu'il a été le
plus confluent, notre malade a guéri. L'herpès *labialis* est l'éruption qui
a existé le plus souvent ; presque tous les sujets en ont présenté peu ou
beaucoup, et il nous servait à écarter le diagnostic de fièvre typhoïde.
Enfin, parmi ces manifestations cutanées, il en est une à laquelle j'at-
tache plus d'importance, parce qu'elle montre bien le peu de vitalité
que laisse aux tissus l'affection cérébro-spinale : je veux parler des eschares au sacrum et aux grands trochanters. On les a toujours trouvées
dans la forme lente de la maladie, et quatre fois elles ont apparu dans
le premier septénaire.

Au reste, ces diverses éruptions pouvaient exister chez le même sujet : comme on le voit, elles n'offrent rien de fixe, et pour nous, qui

n'avons pu voir que quelques taches de purpura sur deux sujets, le nom de fièvre noire qu'on a donné, à Dublin, à la méningite épidémique, serait mal choisi.

Quelques-unes des lésions de la peau que nous venons d'énumérer pourraient être considérées comme des complications, surtout l'érysipèle. Il nous faut pourtant reconnaître qu'il n'a influé en rien sur la marche de l'affection principale, pas plus d'ailleurs que deux abcès sous-cutanés qui ont parfaitement guéri. Toutes les fois que l'affection s'est prolongée, nous l'avons dit, il y a eu une pneumonie hypostatique qui, par son étendue et par le peu de ressources que la thérapeutique possède contre elle, mérite d'être signalée comme une complication grave. Deux fois nous avons vu survenir une pleurésie purulente, une fois une dysenterie grave, qui a néanmoins permis au malade de guérir, et trois fois, à l'autopsie, nous avons constaté des arthrites purulentes au coude et aux articulations tibio-tarsiennes. Contrairement à ce qui a existé dans d'autres épidémies, nous n'avons vu du côté des yeux et de l'oreille que des troubles passagers et sans gravité, tels que bourdonnements pour l'organe auditif, photophobie et légère conjonctivite pour celui de la vision, dans un cinquième des cas environ. Chez un seul de nos malades, nous avons trouvé des ascarides lombricoïdes, et jamais nous n'avons constaté l'existence d'angines. Pourtant, si la méningite cérébro-spinale n'était que la scarlatine de l'hiver, nous aurions dû quelquefois constater ce symptôme inséparable de cette dernière affection.

Faut-il enfin considérer comme une complication la rétention d'urine et l'hématurie? Outre qu'elles se sont à peine montrées dans trois cas, le peu d'influence qu'elles ont exercé sur la terminaison de la maladie permet de leur accorder peu d'importance. Au contraire, la constance de l'albuminurie est à noter.

Le mécanisme de ces lésions des voies urinaires nous paraît facilement explicable : la rétention étant due à une paralysie ; l'hématurie, comme les épistaxis ou comme le purpura, soit à la tension vasculaire de la première période de la maladie, soit à la transsudation sanguine de la dernière, et l'albuminurie à une excitation du plancher du quatrième ventricule.

Tels sont les phénomènes généraux qu'on a pu observer pendant l'épidémie que nous avons essayé de décrire. Voici, d'autre part, ce que nous ont montré les autopsies :

Quand la mort était survenue rapidement, le corps avait conservé son embonpoint normal, et je puis dire qu'à une ou deux exceptions près, tous les individus atteints étaient forts, vigoureux. Mais, dans la forme lente de la maladie, les sujets étaient toujours fortement amaigris; toujours, pourvu que la mort fût venue à la fin du premier septénaire, il existait des eschares au sacrum.

Les poumons présentaient tous les degrés de la pneumonie hypostatique, d'autant moins prononcés que la maladie avait été plus courte. Dans les plèvres, il y avait parfois des adhérences, et deux fois une vaste poche phlegmoneuse.

Rien d'anormal du côté du cœur ; son volume et sa consistance n'ont guère présenté de variations. Dans ses cavités droites, il y avait généralement du sang noir, et à gauche quelques caillots fibrineux. — Rien de caractéristique non plus dans les organes abdominaux. L'intestin grêle, souvent congestionné, a présenté deux fois une forte injection des follicules agminés, mais jamais leurs lésions ne sont allées jusqu'à l'ulcération, malgré la durée de la maladie.

Le foie et la rate restaient normaux. Pourtant celle-ci a paru hypertrophiée, dans les formes rapides ; dans les formes lentes, au contraire, elle paraissait avoir subi l'émaciation générale.

Les reins étaient plus ou moins congestionnés, sans lésions plus avancées de la néphrite.

J'ai déja mentionné l'existence de quelques plaques de purpura et des arthrites suppurées, je n'y reviendrai pas.

Les lésions caractéristiques et constantes étaient dans les centres nerveux et leurs enveloppes.

Dans le crâne, les sinus étaient gorgés d'un sang noir et poisseux; la pie-mère supportait des arborisations le plus souvent marquées au niveau de la scissure de Sylvius et du mésocéphale. Une fois ces lésions ont été localisées au cervelet, et elles faisaient suite à une injection pareille de la méninge rachidienne. Le liquide céphalo-rachidien a toujours été trouvé augmenté et charriant des leucocytes plus ou moins abondants le long des sillons du cerveau, et dans l'espace sous-arachnoïdien antérieur principalement. Quand la mort était arrivée après une longue maladie, on trouvait constamment une hydropisie ventriculaire, et, dans ce cas, le pus semblait s'être concrété en s'étalant à la surface du cerveau ou des ventricules, tantôt par plaques, tantôt en nappe continue. A la période inflammatoire avait dû correspondre la suppuration; plus tard, les parties figurées, non liquides, avaient formé un vrai dépôt.

Le cerveau, dans les cas rapides, était exempt de toute lésion ; sa couleur et à sa consistance étaient normales. Mais, dans le cas d'hydropisie ventriculaire, il se laissait, pour ainsi dire, pénétrer par l'exsudation, devenait plus mou et comme œdémateux. Si le liquide était abondant, la masse entière de l'organe prenait une teinte plus pâle, et les inégalités de sa surface, sillons et circonvolutions, paraissaient s'effacer sous l'effort de la tension intérieure. Le cervelet a présenté les mêmes lésions, moins accentuées; tandis que le mésocéphale a dû sans doute à sa position déclive d'être, plus souvent que le reste de l'encéphale, tapissé par le pus.

Les veines du rachis et les méninges médullaires ont montré des lésions semblables à celles des organes similaires du crâne. Toutefois, le plus souvent, la partie supérieure était intacte, et c'était à l'origine du plexus brachial, mais surtout et constamment à l'extrémité inférieure de la moelle, qu'on retrouvait les traces de la phlogose et le pus où baignait la queue de cheval. Le centre nerveux médullaire ne paraissait pas altéré dans sa structure; une fois pourtant, à l'origine des nerfs, il y avait de petites taches ecchymotiques. Si la vue ne nous indiqua rien, les troubles fonctionnels, tels que paralysie des membres inférieurs, de la vessie et du sphincter anal, eschare rapide du sacrum, sont là pour témoigner de la souffrance de l'organe.

Tels sont les traits généraux de l'épidémie qui a sévi pendant quatre mois sur le 1er régiment d'infanterie de marine, à une exception près, atteignant 1 homme sur 87, et faisant parmi ceux qu'elle frappait de nombreuses victimes, dans la proportion de 53, 33 pour 100.

J'ai déjà dit que nous n'avions observé que deux formes de la maladie : la forme commune, qui est, en somme, rapide, puisque au trentième jour la convalescence est bien établie, et la forme lente. Dans l'une comme dans l'autre, les débuts sont pareils : hyperthermie brusque, céphalalgie, rachialgie, vomissements, délire, etc., signes de l'inflammation des membranes cérébro-rachidiennes. Si la maladie l'emporte sur la force vitale, la mort survient ; dans le cas contraire, ou la guérison est prompte ou la forme lente s'installe, et celle-ci, d'après nos observations, est toujours mortelle. Quelle peut être la raison de cette gravité? Pour nous, elle a son origine dans l'état du sujet même. Je veux dire par là que, si, par défaut de résistance, l'organisme ne triomphe pas dès le début de l'hydrocéphalie, il lui est de plus en plus difficile de reprendre le dessus. J'ai rapporté l'observation de Sandias, qui a présenté des crises hydrencéphaliques ; s'il a pu guérir, c'est grâce à une résorption prompte des exsudats inflammatoires des méninges. Si la forme chronique avait pu s'installer, Sandias aurait eu le sort de Payen.

Je ne m'arrêterai pas à décrire un cas particulier de méningite ; les observations que j'ai choisies en donnent une idée suffisante. Ce que j'ai voulu, c'était retracer la physionomie de l'épidémie. Cette relation ne saurait tenir lieu d'une description complète et générale de la méningite cérébro-spinale ; elle n'en constitue qu'un cas particulier, mais avec les traits spécifiques suffisants.

Nous n'avions pas affaire à des méningites ordinaires, c'est évident. Il est évident aussi que nous n'avions pas sous les yeux une épidémie d'accès pernicieux à forme cérébro-spinale. Seule, la fièvre typhoïde aurait pu donner le change avant que l'attention ait été éveillée, dans un cas de mort rapide. Mais quelle différence dans la marche et les symptômes des deux maladies ! Dans l'une, l'invasion est lente ; la température croît, suivant une loi presque absolue; l'abdomen est sensible ; il y a presque toujours de la diarrhée et jamais d'herpès *labialis*. Dans l'autre, au contraire, l'invasion est brusque ; la température s'élève d'emblée à un maximum et présente ensuite des oscillations remarquables ; l'abdomen reste souple et indolore, tandis qu'il y a des douleurs le long du rachis ; la constipation est la règle, et les éruptions

5

vésiculeuses sont fréquentes. Il y a, en outre, dans les deux affections, un aspect particulier difficile à définir, parce qu'il comprend l'expression de la physionomie, l'attitude du sujet, etc., mais qu'on saisit quand on a observé quelques cas. Enfin et surtout le doute ne peut plus subsister après l'autopsie : la fièvre typhoïde montre ses lésions intestinales ; la méningite, les lésions des centres nerveux.

Le traitement employé a été assez simple : en l'absence d'agent spécifique, il a fallu s'en tenir à la médication des symptômes. La première indication était fournie par l'hyperthermie du début et l'excitation nerveuse. En présence de ces céphalalgies violentes, accompagnées d'un facies vultueux et d'une température de 40 degrés, on a eu recours aux révulsifs et aux spoliatifs.

Les lavements purgatifs ont été d'autant plus employés qu'ils étaient indiqués par la constipation. Contre la méningite crânienne, on a largement usé des vésicatoires sur le cuir chevelu, et je ne sais jusqu'à quel point ils ont été utiles ; contre la méningite rachidienne, les ventouses scarifiées aux lombes et les pointes de feu le long de la colonne vertébrale ont donné des résultats satisfaisants en calmant la douleur ; mais leur action ne paraissait pas être de longue durée. La glace a été appliquée en permanence sur la tête, et son action sédative a pu être remarquée. En même temps qu'à ces agents, on a fait appel à l'action altérante du calomel. Cette médication est rationnelle, mais elle n'a pas empêché la mortalité d'être assez élevée.

Quant aux émissions sanguines, tant décriées, nous les avons vues employées au moyen d'applications de sangsues, au nombre de 20 à 30, une ou deux fois sur le même sujet, et au moyen de la phlébotomie. Cette médication était suivie d'une rémission dans les symptômes, et je crois qu'on n'a pas eu lieu de s'en plaindre. S'il est vrai que les trois malades qui ont subi le plus de spoliation par cette voie soient morts, je ne crois pas devoir en conclure, avec Jaccoud, que les émissions sanguines augmentent la mortalité, quand elles ne sont pas indistinctement appliquées à tous les cas.

En effet, pour ce qui est des trois cas que je viens de citer, ne peut-on pas croire que c'est précisément parce que, chez eux, la cause morbide a

agi avec le plus de force, que la réaction fonctionnelle a été assez vio-
lente pour indiquer une médication vigoureuse et encore insuffisante ?
Chez ces malades, la mort est survenue au troisième et au neuvième
jour. Chez un autre sujet, après une saignée de 500 gr., on a cru devoir recourir à l'application de 40 sangsues : cela n'a pas empêché d'ob-
tenir une guérison prompte après douze jours de maladie.

Faure-Villars, dans sa relation de l'épidémie de Versailles, montre
que la médication par la saignée abondante est celle qui a donné les
meilleurs résultats, et, dans cette circonstance, on est allé jusqu'à enlever
aux malades deux litres de sang en quelques jours.

On a reproché aux émissions sanguines de favoriser l'hydrocéphalie.
Or les sujets qui ont montré cette lésion à l'état chronique, pour ainsi
dire, sont précisément ceux qui ont perdu le moins de sang ou qui,
comme Payen, n'en ont pas perdu du tout. Sandias a eu des applications
de sangsues, ce qui n'a pas empêché une rapide résorption de l'épanche-
ment ventriculaire que les crises hydrocéphaliques nous avaient permis
de diagnostiquer.

Employées aveuglément, les émissions sanguines auraient, je crois, un
déplorable effet. Chez les femmes faibles, les enfants, les malades misé-
rables, elles ne sont pas indiquées; elles ne le sont pas non plus quand
déjà l'affection a dépouillé l'organisme ; mais, au début, chez un sujet
robuste et sanguin, qui présente une réaction vive, je crois qu'elles ne
peuvent donner que de bons résultats.

La méningite cérébro-spinale a une prédilection pour les constitutions
fortes ; elle frappe soudainement et parcourt rapidement son cycle dans la
forme commune : cela ne nous expliquerait-il pas comment peut agir
la saignée, qui met le malade dans un état anémique peu favorable à la
marche de la maladie ?

Quoi qu'il en soit, après la première période, c'est aux toniques qu'il
faudra recourir pour favoriser la résorption des produits de l'irritation
première.

Contre l'excitabilité de l'appareil cérébro-spinal, nous avons vu em-
ployer le bromure de potassium, le chloral, la belladone, la valériane,
l'éther et le sulfate de quinine ; mais je dois déclarer que leur efficacité

m'a paru peu importante. L'ergotine a été administrée, mais elle n'a pas donné les bons résultats qu'elle donne dans la fièvre typhoïde.

Seul, l'opium, sous forme d'extrait ou d'injections hypodermiques de chlorhydrate de morphine, nous a paru souverain contre les douleurs, l'insomnie et les contractures. Dans notre dernière observation, nous montrons comment Sandias se trouvait immédiatement soulagé par ce moyen, au point qu'il en réclamait l'emploi au début de ses crises. Pourtant, si ce médicament remplit bien certaines indications, il ne faudrait pas en conclure qu'il a une action directe curative sur la maladie elle-même.

Enfin il est une autre pratique qui nous a paru très-utile : c'est l'usage des affusions et même des bains à 25 degrés. A cette température, ils étaient facilement acceptés par les malades, et ils amenaient, en même temps qu'un abaissement de 8 à 10 dixièmes de degré dans l'hyperthermie qui constituait leur indication, une rémission des troubles nerveux pendant quelques heures.

Dès que la période inflammatoire s'atténuait, on s'empressait de mettre le sujet en état de réparer les désordres de la maladie, en prescrivant des bouillons avec du jus de viande, le quinquina et la gentiane; puis, progressivement, une nourriture de plus en plus substantielle.

Je n'ai rien à dire de particulier sur le traitement des rares complications que nous avons observées. L'érysipèle, les abcès, la dysenterie, l'engouement pulmonaire, les troubles de la vision et de l'oreille, étaient combattus par les moyens en usage.

La convalescence était rapide. Nous n'avons eu à constater ni rechutes, ni récidives, et, en partant en congé, les militaires ne paraissaient pas devoir conserver longtemps les traces de leur maladie.

En présence d'une épidémie assez rare et nouvelle pour Cherbourg, nous n'avons pas manqué de nous poser plusieurs questions dont la solution pouvait être d'un intérêt majeur pour la limitation du foyer ou la prophylaxie dans l'avenir. D'où pouvait venir la méningite cérébro-spinale? Était-elle due à une importation, était-elle née sur place? Quelle était sa nature ? Était-elle contagieuse ou infectieuse ? Pour la solution de ces questions, nous avons étudié les lieux d'où provenaient les malades et les conditions hygiéniques dans lesquelles ils vivaient.

Vainement nous avons essayé de savoir d'où provenait notre premier cas, nous n'avons pu le suivre plus loin que la caserne. Ce résultat négatif ne permet aucune conclusion pour ou contre l'importation de la maladie.

Si l'affection est née sur place, nous ne pouvons incriminer les conditions climatériques ni l'alimentation des troupes. En effet, ces modificateurs sont communs à toute la garnison de Cherbourg. A l'exception des marins, les soldats de toute arme, artilleurs, gendarmes, fantassins de la marine, fantassins de la guerre, ont tous leurs casernes groupées en un même lieu, parfaitement isolé de la ville par des remparts et par l'absence de tout chemin fréquenté par d'autres que par les militaires. Sur une ligne dont l'orientation générale est nord et sud, entre l'arsenal maritime et la mer d'un côté, et les fortifications de l'autre, on trouve successivement la caserne de l'artillerie de marine, la gendarmerie, une caserne destinée aux sous-officiers et soldats mariés avec leurs familles, puis une première caserne d'infanterie de marine. Après ce bâtiment vient une dépendance de l'arsenal de la guerre, qui sépare la caserne n° 1 de la caserne n° 2, également affectée au 1er régiment d'infanterie de marine. Viennent ensuite, à 400 mètres de là, en suivant le chemin de ronde, deux bâtiments occupés par les officiers et les soldats de l'infanterie de ligne. Toutes ces casernes ont la même exposition, sont sur le même terrain, se servent de la même eau, et pourtant l'infanterie de marine est seule atteinte par l'épidémie. Nous sommes donc porté à limiter nos investigations aux locaux occupés par ce régiment. Certes, l'hygiène peut trouver des *desiderata* à remplir dans chacun des bâtiments; mais il nous faut rechercher les seules influences qui règnent également sur chacun d'eux, sans intéresser en même temps les troupes réfractaires à l'épidémie. Or, après ces éliminations successives, nous ne leur trouvons plus qu'un seul élément commun : c'est l'habitant.

L'effectif était considérable; il s'élevait à plus de 2,000 hommes. Les recrues venaient d'arriver ; on faisait des exercices et des marches, les soldats étaient fatigués. Mais sont-ce des raisons suffisantes pour expliquer la naissance de l'épidémie? Evidemment, non, et il n'est point besoin de discuter ce fait : la méningite épidémique est rare, et ces conditions sont fréquentes.

Il ne nous reste donc rien à conclure de nos recherches, si ce n'est que la maladie, importée ou née sur place, a trouvé, un élément présentant la réceptivité nécessaire dans le 1er régiment d'infanterie de marine. Si aux conditions dont je viens de parler on ajoute l'encombrement produit dans une caserne que la pluie force à habiter trop longtemps, et dont les ouvertures sont trop bien fermées pour garantir contre le froid, on se trouve en présence de toutes les causes d'encombrement qui devaient exister dans l'un comme dans l'autre bâtiment. Aussi, en recherchant quelles avaient été les chambres habitées par nos malades, avons-nous trouvé qu'elles étaient disséminées dans les deux casernes et à des étages différents : l'influence morbide était partout.

Pourquoi, dans cette ville militaire, en somme très-resserrée, la méningite épidémique n'a-t-elle pas gagné les bâtiments voisins? C'est, évidemment, à cause du peu de tendance à la diffusion de son principe infectieux spécial. Et la limitation de notre foyer épidémique le prouve bien plus que les exemples que nous ont fournis les épidémies de Gibraltar et de Nauplie. Dans ces villes, la garnison et les prisons ont été complétement épargnées ; mais leur situation établissait un isolement presque complet. Est-ce à dire pour cela que la méningite ne soit pas transmissible? Non. J'ai dit que nous avions observé un seul cas en dehors du 1er régiment d'infanterie de marine, chez un jeune apprenti charpentier de l'arsenal. Or ce jeune homme habitait un faubourg de la ville très-fréquenté par les soldats ; et, parce qu'il est la seule exception, faudrait-il nier absolument un contage possible? Ce cas constitue une présomption ; mais il en est une autre qui nous paraît plus probant, c'est celui de **Payen.**

Ce jeune homme est un engagé volontaire, chétif, fatigué par ses trois premiers mois de service, qui entre à l'hôpital pour un malaise insignifiant. Pendant vingt jours, il n'offre que des signes d'épuisement, de la bronchite, de l'anorexie, de la fièvre le soir ; puis, tout à coup, la méningite se déclare avec son fracas habituel. Peut-on admettre vingt jours d'incubation, ou faut-il croire à une forme latente qui passe à l'état aigu après ce laps de temps? Cela paraît peu probable; et, si l'on considère que Payen a été voisin de lit d'un de ses camarades atteint de méningite; puis, qu'à la suite d'une exigence de service, il a passé dans le lit (désinfecté) laissé vacant par un homme mort de la même maladie, la présomption en faveur de la contagion ou d'une infecto-contagion ne devient-elle pas plus forte ?

Outre l'intérêt qu'aurait, au point de vue de la prophylaxie, la certitude d'une transmission possible de l'homme malade à l'homme sain, ce fait servirait encore à éclairer la nature de la méningite épidémique. Plusieurs opinions ont été émises: Michel Levy veut en faire une infection pyohémique; Chauffard, une pyohémie spontanée, la fièvre purulente des casernes; Laveran, une manifestation larvée de la scarlatine; Boudin, une forme du typhus, et Tourdes l'attribue à un miasme particulier, mais analogue à celui du typhus.

Cette dernière opinion semble être le plus généralement adoptée. Vouloir faire de la méningite épidémique une simple inflammation ne souffre guère la discussion ; et, comme le fait remarquer Jaccoud, les caractères du sang, qui est dilué, noir, poisseux, dans la méningite, contribuent à faire rejeter cette hypothèse.

Il n'est pas plus admissible de voir dans cette maladie une pyohémie, soit spontanée, soit transmise; car, dans ce cas, elle devrait naître souvent dans les hôpitaux et les maternités, et ce n'est pas ce qui arrive.

Faudra-t-il croire, avec Laveran, que la méningite épidémique n'est que la scarlatine de l'hiver, la scarlatine fruste, répercutée sur les organes centraux de l'axe cérébro-spinal? Mais, sauf l'élévation brusque de la température du début, nous ne trouvons plus rien de strictement commun aux deux maladies. Si les complications sont pareilles, ne pourrait-on pas en dire autant pour toutes les affections typhiques ? Retrouve-t-on jamais l'angine de la scarlatine dans la méningite ? A-t-on observé, comme cela aurait dû avoir lieu si la méningite n'était qu'une forme fruste de la scarlatine, a-t-on observé un cas de transmission de l'une de ces soi-disant variétés par l'autre ? Est-il probable que la scarlatine, relativement fréquente, à un moment donné, prenne toujours le même masque ? Non, et, si Laveran a remarqué une alternance entre ces deux affections, c'est que les germes de chacune d'elles vivaient côte à côte, attendant pour se développer des conditions favorables.

Il ressort des diverses opinions émises jusqu'ici que les diverses maladies auxquelles on a voulu rattacher la méningite cérébro spinale offrent plusieurs points de ressemblance. On ne peut nier le fait, mais il ne doit servir qu'à faire de ces diverses maladies un groupe, un genre dont nous ne connaissons pas encore toutes les espèces. Nous mettrions à la suite l'un de l'autre les divers typhus, pétéchial, abdominal, amaril, le typhus d'Orient; puis d'autres maladies infectieuses comme la scarlatine, la méningite cérébro-spinale, et peut-être la pyohémie et la dysenterie. Ces diverses affections offrent sans doute de nombreuses différences quant aux conditions de leur développement et à leurs symptômes; mais aussi combien nombreux sont leurs points de contact ! Elles sont toutes infectieuses, et, quoiqu'elles affectionnent certaines régions du globe et certains climats, elles se répandent parfois au loin. Le système lymphatique est le siége de prédilection des lésions qu'elles occasionnent; et, si le germe infectieux semble se localiser dans un organe particulier pour chacune de ces maladies, à la dernière période il produit toujours des symptômes analogues. Quand la mort survient, on peut poursuivre cette ressemblance jusque dans les lésions que révèle l'autopsie : même altération du sang, lésions des organes lymphoïdes, suppurations et dégénérescences des tissus.

Il ne peut entrer dans le cadre de mon travail de poursuivre plus loin le parallèle des maladies infectieuses. J'ai voulu simplement montrer, d'après mes observations, que la méningite cérébro-spinale peut être placée à côté d'elles; qu'elle n'est pas la forme larvée d'une autre affection, mais qu'elle constitue une entité morbide, produit d'un germe spécial que l'organisme humain reçoit, développe et transmet.

Son traitement spécifique n'existe pas; il sera probablement trouvé en même temps que celui des maladies analogues. Pour le moment, nous devons avoir recours, d'abord aux moyens prophylactiques usités contre les maladies infectieuses : isolement, dispersion, purification des foyers; et, pour le traitement curatif, nous pouvons avoir confiance, au début, dans la médication spoliative et antiphlogistique, proportionnée à la force du sujet et à la vivacité de la réaction ; puis il faudra bientôt recourir aux reconstituants et aux toniques.

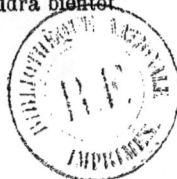

www.ingramcontent.com/pod-product-compliance
Lightning Source LLC
Chambersburg PA
CBHW060514210326
41520CB00015B/4218